Dr JOAL
DU MONT-DORE

VERTIGES ET ODEURS

PARIS
J. RUEFF & Cie, ÉDITEURS
106, BOULEVARD SAINT-GERMAIN
—
1901

Ouvrages du même Auteur :

Essai sur les Eaux du Mont-Dore. A. Delahaye, Paris, 1875.
De l'Inhalation. A. Delahaye, Paris, 1876.
De la Pulvérisation. A. Delahaye, Paris, 1877.
Des Hémoptysiques. A. Delahaye, Paris, 1878.
Guide médical du Mont-Dore. Clermont-Ferrand, 1879.
De la Toux et de son Traitement. A. Delahaye, Paris, 1879.
Notice médicale sur la Bourboule. Clermont-Ferrand, 1879.
De la Médication Mont-Dorienne et de ses contre-indications dans le traitement des affections respiratoires. A. Delahaye, Paris, 1880.
De l'Arthritisme et de ses manifestations sur les organes de la respiration. Traitement. Asselin, Paris, 1882.
De la Laryngite syphilitique secondaire. In Rev. de Laryng. Bordeaux, 1881.
Des Lésions du larynx chez les tuberculeux. In Arch. générales de Médecine. Mai-août 1881.
Des Rapports de l'asthme et des polypes muqueux du nez. In Arch. générales de Médecine. Avril-mai 1882.
De l'Angine sèche et de sa valeur séméiologique dans la glycosurie et l'albuminurie. In Rev. mensuelle de Laryng. et d'Otol. Juin-juillet 1882.
De l'Adénopathie bronchique chez les enfants et son traitement. Asselin, Paris, 1883.
Étude sur les fluxions de la muqueuse laryngée. In Revue mensuelle de Laryngologie et d'Otologie. Mars-avril 1884.
Les Maladies des enfants au Mont-Dore. Hyperémie et inflammation de la muqueuse nasale. Catarrhe chronique du nez. Asselin, Paris, 1884.
Catarrhe naso-pharyngien. Catarrhe de l'oreille moyenne. In Arch. d'Hydrologie. Mai 1885.
Angine catarrhale chronique. Pharyngite glanduleuse.
Amygdalite chronique. In Arch. d'Hydrologie. Avril-juin-août 1886.
De l'Orchite et de l'Ovarite amygdaliennes. In Arch. générales de Médecine. Mai-juin 1886.
Le Vertige nasal. Société française de Laryngologie, 1887.
De l'Épistaxis génitale. In Rev. mensuelle de Laryngologie. Février-mars 1888.
Des Céphalées de croissance. Société française de Laryngologie, 1888.
Étude étiologique sur l'œsophagisme. In Revue mensuelle de Laryngologie. Avril-mai 1889.
Sur certains phénomènes de la ménopause d'origine génito-nasale. In Congrès international de Laryngologie. Paris, 1889.
Recherches spirométriques dans les affections nasales. Revue d'Otologie et de Laryngologie. Mai-juin 1890.
Spasmes œsophagiens dus à l'hypertrophie de la quatrième amygdale. Société de Laryngologie. Mai 1890.
De l'Asthme ganglionnaire. In Archives générales de Médecine. Avril 1891.
Du Mécanisme de la respiration chez les chanteurs. Revue de Laryngologie. Avril-mai 1892.
Fièvre amygdalienne et Purpura. Société française de Laryngologie, 1892.
Hémorragies de l'amygdale linguale et Hémoptysies. Société française de Laryngologie, 1893.
Des Odeurs et de leur influence sur la voix. Revue de Laryngologie. Février-mars 1894.
Réflexes amygdaliens. Société française de Laryngologie, 1894.
Recherches pathogéniques sur le rhume des foins. Revue de Laryngologie, 1895.
Deux cas d'anosmie guérie par des douches d'acide carbonique. Société française de Laryngologie, 1895.
Congestions laryngées d'origine nasale. Revue de Laryngologie, 1896.
Aphonie d'origine olfactive. Société française de Laryngologie, 1896.
Epistaxis dues aux odeurs. Société française de Laryngologie, 1897.
Du Classement des voix. Revue de Laryngologie. Avril 1898.
Urticaire et Odeurs. Société française de Laryngologie, 1899.
Du gaz carbonique dans les affections nasales. Revue de Laryngologie. Mai 1900.

DE LA RESPIRATION DANS LE CHANT
1 vol. in-18. — J. Rueff et Cie, éditeurs, 1894.

LE MÊME : **On Respiration in Singing**
Traduction de NORRIS WOLFENDEN. — Londres, F.-J. Rebmann, éditeur, 1895.

VERTIGES ET ODEURS

Par le Dr **JOAL**, du Mont-Dore.

Si nous avions à classer par ordre de fréquence les différents phénomènes réflexes occasionnés par les odeurs et parfums, nous mettrions en tête de la liste les céphalalgies, les nausées et les vertiges. C'est assez dire que nous sommes loin de considérer ce dernier accident comme une rareté pathologique.

Et cependant, si l'on consulte les articles de Gilson dans le *Dictionnaire de Jaccoud,* de Leroux dans le *Dictionnaire de Dechambre,* la thèse d'agrégation de Weill, on reste surpris de constater qu'il n'y est nullement question de l'influence nocive des odeurs, alors que les autres conditions étiologiques sont étudiées avec le plus grand soin. Il nous paraît donc intéressant, par des citations, par des faits empruntés aux auteurs et par des observations personnelles, d'établir l'existence d'un vertige olfactif, puis d'en étudier le mécanisme de production.

Valmont de Bomare *(Dictionn. d'histoire naturelle)* écrit que « les parties subtiles et odorantes de la bétoine fleurie sont si vives que les jardiniers et autres gens arrachant cette plante deviennent ivres et chancelants comme s'ils avaient bu du vin ».

Lesser *(Théologie des insectes)* dit à propos des cantharides que « l'odeur de ces insectes donne des vertiges à ceux qui restent longtemps exposés à leur influence ».

Guersent, dans le *Dictionnaire des sciences médicales* (1818), cite comme exemple d'idiosyncrasie « les vertiges et les nausées que l'odeur de la rose détermine instantanément chez certains individus ».

Hiley (*Lancet,* 1841) nous apprend « qu'un botaniste nommé Ehret fut pris de vertiges en dessinant l'œnanthe safranée, qu'il fut obligé à différentes reprises d'interrompre son travail et d'aller respirer l'air frais du dehors pour faire disparaître ces troubles ».

On lit dans Debay *(les Parfums et les Fleurs)* que le savant Foderé, ayant cueilli dans la campagne une belle fleur, l'*Atropos mandragora,* la plaça par inadvertance sur la table de son cabinet de travail. Étant resté quelque temps dans cette pièce dont les portes et fenêtres étaient fermées, il éprouva de la faiblesse, des vertiges. puis une langueur telle qu'il avait de la peine à se soutenir. Les croisées furent ouvertes, la fleur enlevée, et les accidents cessèrent.

Guéneau de Mussy *(Clinique médicale)* reconnaît que le nerf olfactif est parfois le point de départ des troubles nerveux qui aboutissent au vertige; et cependant il rattache à des phénomènes toxiques le cas « d'un botaniste très distingué qui lui raconta avoir ressenti pendant plusieurs jours des malaises et des vertiges qu'il avait instantanément fait cesser en retirant du tiroir de sa commode des racines de mandragore qu'il y avait déposées ».

Reveil, dans l'ouvrage de Piesse, *les Odeurs et les Parfums,* dit qu'une fleur oubliée dans une chambre à coucher a pu causer de la céphalalgie, des vertiges, des nausées.

Dans l'*Encyclopédie du XIXe siècle,* on trouve ces lignes : « Qui ne sait par expérience avec quelle facilité les vertiges et la migraine sont provoqués chez certaines personnes par l'influence des odeurs les plus suaves? Ce résultat ne saurait être entièrement attribué à la formation de l'acide carbonique lorsqu'il s'agit de fleurs, ainsi que le prouve la rapidité avec laquelle ces émanations affectent certains sujets. »

Dujardin-Beaumetz, à l'article *Roses* de son *Dictionnaire de thérapeutique,* pense que « c'est à l'huile essentielle de ces fleurs que l'on doit les accidents qu'ont pu présenter certaines personnes sensibles à la suite d'un séjour prolongé au milieu des effluves odorants de roses : céphalalgie, ébriété, vertiges, évanouissements; parfois même troubles hystériformes ».

Mandl *(Hygiène de la voix)* note que « des migraines, des nausées, des vertiges, des éblouissements ont été constatés chez les femmes nerveuses séjournant dans une chambre remplie de fleurs ».

Sandras (*la Voix,* mai 1893) soutient « que la plupart des essences hydro-carburées, spécialement celles qui se dégagent des fleurs odoriférantes, engourdissent plus ou moins le système nerveux et produisent très rapidement les maux de tête, les vertiges et la détente plus ou moins longue des muscles tenseurs des cordes vocales ».

Enfin, Bonnier, dans sa remarquable monographie (*le Vertige,* 1894), écrit : « Certains parfums, comme ceux des Composées en particulier, dont les fleurs échauffées par le soleil exercent sur certaines personnes une griserie plus ou moins profonde, peuvent provoquer, selon l'intensité et selon les spécialités individuelles, soit de la lourdeur de tête, soit une demi-pamoison, caractérisée par une sensation d'élargissement, d'éblouissement olfactif, d'épanouissement intérieur de tout l'être, dont l'aboutissant est le vertige.

Et, faisant une rapide excursion en dehors de la littérature médicale, nous retrouvons encore la notion du vertige olfactif dans *la Faute de l'abbé Mouret* et dans *l'Assommoir* d'Émile Zola. Dans le premier de ces romans, Serge se trouve au milieu du Paradou, au lever du jour, et sent venir le matin dans un souffle tiède. « Il le respire venir avec les parfums qu'il cueille dans sa course, l'odeur de la terre, l'odeur des bois ombreux, l'odeur des plantes chaudes, l'odeur des bêtes vivantes, tout un bouquet d'odeurs dont la violence allait jusqu'au vertige. »

Puis Serge et Albine, dans une promenade, « rencontrent des genêts d'or, des nappes de thym, des nappes de sauge, des nappes de lavande, toutes les plantes balsamiques et les genévriers âpres, et les romarins amers, d'une odeur si forte qu'elle les grisait. » Et plus loin : « Des mandragores, des ciguës, des ellébores, des belladones, montait un vertige à leurs tempes, un assoupissement qui les faisait chanceler aux bras l'un de l'autre, le cœur sur les lèvres. »

Et, dans *l'Assommoir*, Gervaise est en train de trier du linge : « Coupeau l'avait empoignée, il ne la lâchait pas. Elle s'abandonnait, étourdie par le léger vertige qui lui venait du tas de linge; ils échangèrent un gros baiser. »

Pour compléter la partie bibliographique de cette étude, il nous reste à rappeler que, dès 1887, dans notre travail, *le Vertige nasal,* nous avons indiqué l'intervention étiologique du facteur olfactif, et que nous avons rapporté les deux faits suivants qui nous ont été communiqués par notre cher maître le Dr Gagnon, de Clermont-Ferrand.

Le premier est relatif à un homme de cinquante-sept ans, rhumatisant, sujet aux bronchites. Aucun trouble du côté de l'estomac ni du côté des oreilles; pas le moindre signe de névropathie. Chaque fois que ce malade sent certaines odeurs désagréables, et surtout celle du sulfure de carbone, il est pris d'enchifrènement, son nez coule, ses yeux pleurent et, en outre, il éprouve du vertige. Il voit les objets tourner autour de lui, il est obligé de s'appuyer sur les meubles environnants. Dans ces moments de crise, il ne peut descendre un escalier sans en tenir la rampe. Ces phénomènes ne durent pas plus de vingt à trente minutes.

Le second cas concerne un homme de quarante-huit ans, atteint de granulations pharyngées. État nerveux assez prononcé. Rien à l'estomac ni aux oreilles. La profession du malade le force à faire de fréquents voyages sur une ligne de chemins de fer, dont la voie traverse de grandes prairies. En juin, au moment de la floraison, chaque fois que le sujet passait au milieu de ces prés, l'odeur des plantes en fleur provoquait une hypersécrétion nasale; le nez était enchifrené et était le siège d'une sensation de cuisson; les yeux étaient rouges, il y avait du larmoiement. En outre de ces symptômes, le malade avait des vertiges assez intenses; les accidents disparaissaient au bout d'une demi-heure environ.

Des applications de cocaïne sur la pituitaire avant le passage des foins préservèrent le sujet de ces accidents.

Nous arrivons maintenant aux faits que nous avons personnellement observés; nous nous contenterons de résumer les huit premiers, qui ont été déjà publiés dans des travaux antérieurs, d'en reproduire les particularités qui se rapportent à la question que nous traitons.

Observation I, *in Des odeurs et de leur influence sur la voix* (1894).

X... est un clerc de notaire, âgé de vingt-six ans, qui passe toute une journée à faire un inventaire dans une maison voisine de plusieurs tanneries. Quelque temps après avoir commencé son travail, il est pris d'éternuements répétés, et éprouve une sensation de sécheresse et d'obstruction dans la fosse nasale droite; presque aussitôt se manifeste de la pesanteur à la région frontale. Le soir, la céphalalgie était violente et accompagnée de *vertiges*. La nuit fut mauvaise, agitation, cauchemars. Le lendemain, picotements aux yeux, larmoiement, écoulement abondant des deux fosses nasales.

L'odeur caractéristique des tanneries provoque toujours chez le malade des éternuements et des vertiges, même lorsqu'elle est perçue d'une façon passagère. L'odeur des brasseries, du vernis, de la benzine et de l'éther, incommode également le sujet, mais à un degré moindre.

Obs. II, *in Des odeurs et de leur influence sur la voix.*

Mlle X... est âgée de vingt-trois ans. Manifestations hystéro-neurasthéniques. Coryzas fréquents, déviation de la cloison du côté gauche où le cornet inférieur, un peu volumineux, est recouvert d'une muqueuse molle et décolorée. La malade, après avoir respiré pendant une dizaine de minutes le parfum d'un gros bouquet de lilas, est prise d'une toux sèche quinteuse. Le cornet inférieur devient rouge et turgescent. Quelques jours après, le sujet dépose, un soir, dans sa chambre à coucher, plusieurs bouquets de lilas, dont l'un auprès de son lit. Mlle X... dort d'un sommeil lourd et prolongé. Le lendemain, au réveil, elle se sent tout étourdie, elle éprouve une violente céphalalgie en casque; en se levant, elle a *des vertiges* et peut à peine enlever les fleurs et ouvrir les croisées de sa chambre. Puis se montrent des quintes de toux et des vomissements.

Obs. III, *in Des odeurs et de leur influence sur la voix.*

Mlle X..., âgée de vingt ans, a un tempérament nerveux très accusé. C'est « une véritable sensitive », qui se laisse impressionner par le moindre parfum : elle fuit les réunions, les soirées, les bals, parce qu'elle ne peut supporter les odeurs inhérentes aux milieux mondains. Elle a en horreur les parfums de la rose, de la violette, du muguet, de l'héliotrope, du jasmin, qui occasionnent chez elle différents accidents, migraines, *vertiges,* nausées, vomissements, palpitations, syncopes. Ces troubles sont presque toujours précédés ou accompagnés d'éternuements et d'enchifrènement léger. Ayant fait sentir de l'essence de rose à la jeune fille, presque aussitôt la muqueuse nasale s'injecte.

Obs. IV, *in Des odeurs et de leur influence sur la voix.*

X..., âgé de vingt-trois ans, est un jeune artiste à caractère très impressionnable, chez qui les émanations du lilas déterminent, à un degré peu marqué, de la céphalalgie frontale, de l'enchifrènement, avec injection de la pituitaire, et affaiblissement de la puissance respiratoire. Il ne peut également être exposé aux parfums de la violette, de la rose, de la tubéreuse, du lis, du réséda, du gardénia, sous peine de voir survenir de la migraine, *des vertiges* et parfois de la toux sèche.

Obs. V, *in Aphonies d'origine olfactive* (1896).

X... est un garçon de dix-huit ans, névropathe, qui apprend depuis quelques mois le métier de confiseur, et il se plaint de ne pouvoir se livrer à son travail, l'odeur des différentes essences employées en confiserie amenant chez lui des céphalalgies, des vomissements, des *vertiges,* des défaillances, des enrouements. Déviation de la cloison nasale à droite et hypertrophie peu marquée de la muqueuse, à la partie antérieure du cornet inférieur. Aucune zone d'hyperesthésie.

Nous soumettons pendant quelques minutes le malade à l'influence de l'essence de pommes (éther amylacétique), et nous constatons bientôt une injection et une tuméfaction de la muqueuse nasale, plus accusée du côté droit; puis de la céphalalgie frontale, *du vertige* et des envies de vomir.

Obs. VI, *in Épistaxis dues aux odeurs* (1897).

Mme X..., âgée de trente-deux ans, neuro-arthritique, d'un caractère irritable, a de tout temps éprouvé une grande aversion pour le parfum des fleurs, surtout le lilas, la rose, la jacinthe, la tubéreuse, le gardénia et le mimosa, dont les odeurs produisent de la migraine et *du vertige*. Rien d'anormal dans le nez, en dehors d'une légère hypertrophie du cornet inférieur droit; pas de varicosités à la partie antéro-inférieure de la cloison.

Un soir, au moment de se mettre au lit, un gros bouquet, composé de lis, tubéreuses, mimosas, jacinthes, lilas, est disposé sur la table de nuit. Dix minutes après, sensation de gêne et de plénitude dans les fosses nasales, éternuements, céphalalgie, *vertiges*, puis sommeil. Trois quarts d'heure après, la malade se réveille, son oreiller est taché de sang : elle saigne du nez.

Obs. VII, *in Épistaxis dues aux odeurs*.

X..., jeune étudiant, de tempérament nerveux très accusé, respire avec plaisir les parfums de toilette et les senteurs de la plupart des fleurs, mais il a toujours été incommodé par l'odeur de certaines substances en combustion; il ne peut supporter les produits volatils qui se dégagent du beurre, de la graisse, de l'huile, de la corne brûlée. Il ne peut passer près de l'atelier d'un maréc[illegible]l au moment où l'on ferre un cheval; il se sauve aussitôt si dans la rue on répare un trottoir avec de l'asphalte; et pour peu qu'il reste soumis quelques moments à l'influence de ces sensations olfactives, il est pr[illegible] malaise, d'éternuements, céphalalgie, *vertige* et parfois de nausées et de vomissements. Des épistaxis se manifestent par l'action de l'encens, du pétrole en combustion.

Obs. VIII, *in Urticaire et Odeurs* (1899).

X..., homme de vingt-six ans, très nerveux, a en aversion les parfums de toilette, le musc, le patchouli; il ne peut employer l'eau de Cologne et le Portugal; depuis longtemps il n'a pas mis les pieds chez un coiffeur, mais ces différentes odeurs n'ont jamais déterminé d'autre trouble qu'un peu de migraine. Entré dans le commerce, il tenait beaucoup à apprendre le métier de liquoriste dans tous ses détails, et un jour que l'on distillait l'alcoolat nécessaire à la fabrication d'une imitation de la chartreuse (mélisse, citronée, hysope, angélique, menthe anglaise, cannelle, muscade, girofle), il passa de deux à trois heures dans le laboratoire et fut pris de céphalalgie, *vertiges* et syncope. On dut le transporter dans son lit, où se manifestèrent plusieurs accès d'éternuements spasmodiques, avec enchifrènement et écoulement nasal. X... reste indifférent à l'action de la chaleur et des vapeurs d'alcool; par contre, sous l'influence de l'essence de menthe anglaise, nous avons constaté des éternuements, de l'hypersécrétion nasale, du gonflement et de la rougeur de la pituitaire.

Obs. IX. — X... est un peintre paysagiste, âgé de trente ans, que nous voyons en avril 1896, et qui vient nous consulter pour un rhume des foins. Dans son enfance, il avait éprouvé les symptômes rhino-oculaires de l'affection, qui avait complètement disparu pendant seize ans; en 1892, il a eu une fièvre typhoïde, et depuis lors, chaque année, au moment de la floraison, il ne peut aller à la campagne, surtout dans des prairies, sans éprouver de fortes crises d'oppression, qui débutent par des éternuements paroxystiques et des picotements aux yeux.

Tempérament neuro-arthritique; grande émotivité, insomnies fréquentes, périodes de grande tristesse; névralgie sciatique, douleurs de reins, avec sables dans les urines; calvitie précoce. Père goutteux et hémorroïdaire, mère très nerveuse, sœur asthmatique.

Dans l'interrogatoire que nous faisons subir au malade afin de rechercher quelles étaient les causes occasionnelles (odeurs, lumière, chaleur, poussières, etc.) qui présidaient au développement de ses accès rhino-bronchiques, nous l'amenons à nous dire que les parfums de toilette lui sont très désagréables, qu'il les évite avec le plus grand soin, que leur action prolongée amène un malaise général, de la migraine, des troubles de la vue, des tournements de tête, des nausées et même de l'oppression en dehors des mois de mai et juin. Il y a quelques semaines, il a eu une assez forte crise d'asthme après un dîner de mariage où il avait pour voisine une dame parfumée à l'héliotrope.

A l'examen rhinoscopique, légère hypertrophie du cornet inférieur gauche, à sa partie antérieure. Avec la sonde nous ne trouvons pas de localisation hyperesthésique. Pas de rhino-pharyngite, pas de végétations adénoïdes; et, disons-le de suite, aucun trouble du côté de l'oreille; les digestions sont bonnes; pas d'albumine dans les urines.

Quelques jours après, X... veut bien se soumettre à l'épreuve suivante. Après avoir examiné sa muqueuse nasale, qui a l'aspect habituel, nous faisons respirer au malade du *new mown hay*, bouquet composé par les parfumeurs, dont l'odeur correspond bien assez aux émanations du foin. Au bout de quelques secondes, il a un premier éternuement, puis il ressent de la sécheresse dans le nez, de la cuisson aux yeux, de l'hypersécrétion nasale se produit, le sujet est obligé de se moucher; nous constatons alors (cinquième minute de l'expérience) que la muqueuse nasale s'est colorée et s'est tuméfiée.

X... s'expose de nouveau aux senteurs du parfum, et il ne tarde pas à éprouver de la douleur de tête, dont le maximum est à la région frontale; une sensation de malaise, de faiblesse, s'empare de lui; la vue se trouble, le visage et les mains se couvrent de sueurs; il semble au malade que sa tête se vide et que les objets tournent autour de lui. Nous sommes obligé de prendre sous le bras le malade, qui titube et s'appuie sur les meubles pour ne pas tomber; nous le conduisons dans une pièce voisine où, étendu sur un canapé, près de la fenêtre, il respire l'air du dehors. Envies de vomir, tendance à la syncope, pouls petit et fréquent.

En somme, état vertigineux manifeste, provoqué par l'odeur du *new mown hay*, que le sujet a perçue pendant onze minutes. Pas la moindre gêne respiratoire.

Depuis 1896, nous avons eu occasion de revoir le malade, qui se porte assez bien; grâce à des cautérisations nasales, à la médication atropo-strychnée, à des cures thermales, le rhume des foins a presque disparu; à peine encore, chaque printemps, deux ou trois légères atteintes qui ne préoccupent plus le sujet. Il est vrai que X... prend les plus grandes précautions hygiéniques, qu'il évite de son mieux les parfums de toilette, ou empêche leur nocuité par l'emploi d'une poudre nasale à la cocaïne et au menthol. Toujours est-il qu'il n'a plus eu de nouvelle crise vertigineuse.

Obs. X. — En 1899, un de nos clients et amis veut bien faire à notre demande, dans un grand magasin de Paris, une enquête sur les accidents provoqués par les odeurs, et parmi les cas peu nombreux qu'il nous fournit se trouve celui d'un sujet de trente-six ans, excellent employé, qui s'est vu forcé d'abandonner un poste placé dans le voisinage du rayon de parfumerie.

X... jouit actuellement d'une bonne santé; mais il reconnaît « qu'il a toujours les nerfs en ébullition »; dans son enfance, il a été atteint de troubles dont la nature choréïque est probable; il présente encore un léger tic nerveux à la joue droite; aux variations de température, par les temps humides, il souffre de douleurs rhumatismales dans les muscles et les articulations. Les parfums de toilette lui ont toujours été désagréables, ainsi que les odeurs de certaines fleurs, de la jacinthe et du lilas surtout, et pour peu que leur action soit prolongée, il survient des maux de tête, des envies de vomir, des mouches volantes, des sueurs froides et une faiblesse générale.

X..., qui a beaucoup d'appétit, qui a l'ouïe parfaite, qui émet des urines normales, n'a jamais éprouvé de vertiges en dehors des deux circonstances suivantes :

En mars 1896, le premier jour où ses nouvelles fonctions l'obligèrent à rester sous l'influence des odeurs multiples que répand le rayon de parfumerie, il fut pris d'éternuements répétés, d'enchifrènement et d'écoulement nasal, puis de douleurs de tête à la région frontale; le sujet voulut lutter et continuer son travail, mais des nausées, des vomissements et des vertiges se manifestèrent, les objets environnants sont emportés dans un mouvement giratoire; le malade essaie de marcher, mais il chancelle et titube, et l'on est obligé de le transporter dans un cabinet, et de l'étendre sur un canapé. X... avait été, pendant deux heures environ, exposé aux émanations odorantes.

En juin 1898, dans un voyage qu'il fait aux environs de Paris, chez des amis, il se met au lit bien portant, il passe une nuit agitée, avec des cauchemars, et le matin, au réveil, il ressent de la céphalalgie et des nausées; en se levant, il a du vertige, et est obligé de s'appuyer sur les meubles pour aller ouvrir la croisée; il a couché dans une chambre où est une grande armoire remplie de linge parfumé à la peau d'Espagne (musc, civette, essence de roses, de verveine, etc.) le soir, la fenêtre étant ouverte, il n'avait pas perçu l'odeur.

A l'examen rhinoscopique du malade, nous ne constatons ni gonflement ni coloration de la muqueuse, mais si nous touchons à droite la cloison, dans sa partie moyenne, et inférieure avec une sonde, le contact de l'instrument produit une petite toux sèche.

X..., qui évite d'approcher du rayon de la parfumerie, et qui, de ce fait, est fort gêné dans ses occupations journalières, voudrait bien se débarrasser de son extrême impressionnabilité olfactive, et consent à nous laisser vérifier l'action des odeurs. Nous lui approchons des narines un mouchoir sur lequel nous avons versé de l'eau de Chypre (musc, ambre gris, vanille, iris, roses), et, au bout de cinq minutes, éternuements, larmoiement, puis hypersécrétion nasale, la muqueuse est le siège d'une congestion vaso-motrice; la céphalalgie se montre ensuite; mais pas de vertige, l'expérience ayant été, probablement, trop tôt suspendue.

Quelques jours après, avec l'agrément du malade, des sachets de peau d'Espagne sont déposés par sa femme sur la table de nuit, alors que X... est endormi. Une heure et demie après, il se réveille en proie à une violente douleur de tête, il voit les objets tourner autour de lui; mettant le pied à terre, il trébuche; les voies nasales sont en partie obstruées; hypersécrétion du mucus, plusieurs mouchoirs sont mouillés.

Différents traitements locaux et généraux n'ont guère modifié la susceptibilité olfactive du sujet; toutefois, les accidents réflexes occasionnés par les odeurs sont vite enrayés par l'emploi d'une poudre à la cocaïne et au menthol, dont X... a toujours soin de se précautionner, mais dont il fait, suivant notre recommandation, un usage modéré.

Obs. XI. — Mme X... est une jeune femme qui est venue au Mont-Dore pour passer quelques jours avec son mari, qui a suivi la cure. Elle a fait le voyage de Paris par un train de nuit, et nous fait appeler à son arrivée dans la station, en août 1900; elle souffre d'une névralgie à la nuque, à l'épaule et dans la partie médiane du muscle trapèze gauche, névralgie qu'elle attribue à ce qu'un vasistas du wagon est resté entr'ouvert une partie de la nuit. Pas de fièvre.

Nous lui prescrivons une application de salicylate de méthyle avec ouate et toile imperméable sur la partie du cou qui est douloureuse.

L'après-midi le mari vient à notre consultation et nous dit que, peu après l'application du médicament, Mme X... s'est endormie, qu'elle a reposé près de trois heures, et qu'à son réveil la douleur du cou avait presque disparu; mais que l'odeur du salicylate de méthyle avait déterminé de la céphalalgie, une sécrétion abondante de salive et du vertige, phénomènes qui avaient cessé après quelque temps passé au grand air; ces accidents n'ont pas inquiété la malade, car elle les a éprouvés à différentes reprises, après avoir été obligée de subir l'influence de certaines fleurs, de certains parfums ; les odeurs de la vanille, de la lavande, du néroli, du patchouli et aussi de l'éther sont les plus nocives.

Mme X... a un tempérament nerveux, sans manifestations hystériformes; les fonctions digestives se font bien, aucun trouble du côté des oreilles. Rien d'anormal dans les fosses nasales. En faisant respirer de l'essence de menthe au sujet, nous provoquons, au bout de quelques minutes, des éternuements et de l'enchifrènement, mais il ne nous est pas permis de pousser plus loin nos investigations.

Obs. XII. — X..., architecte, plein de santé, recherche l'odeur des parfums de toilette et des fleurs, mais il a une aversion profonde pour l'odeur de l'essence de térébenthine et des vernis en général.

En septembre 1899, nous trouvant avec lui, en partie de pêche, dans une auberge de campagne, il refusa de coucher dans une chambre où se trouvaient deux tables fraîchement repeintes.

X... nous raconta le lendemain que les moindres émanations térébenthinées déterminaient chez lui de la migraine et des brouillards devant les yeux, et que, de ce fait, il était fort gêné dans l'exercice de sa profession, qu'il ne pouvait aller dans un appartement au moment où des peintres y travaillaient.

Au début de sa carrière, il avait essayé de réagir et d'arriver par l'accoutumance à triompher de cette fâcheuse disposition, et avait voulu dormir dans une pièce où il avait placé une assiette contenant de l'essence de térébenthine : il se réveilla au bout d'une heure, avec de la céphalalgie et du vertige ; les objets vacillaient autour de lui ; on dut venir à son aide et le soutenir pour passer dans une chambre voisine.

Une autre fois, il faisait avec des collègues une expertise dans une fabrique de meubles, et dut bientôt quitter les lieux, l'odeur du vernis ayant encore produit de la céphalalgie, du vertige et un état presque syncopal.

X... ajoute qu'il redoute l'odeur du vernis au point qu'à l'hôtel des ventes de la rue Drouot il n'ose approcher d'une salle du rez-de-chaussée où se vendent d'ordinaire des meubles remis à neuf par les marchands.

Rien dans les fosses nasales. Un peu de nervosisme. En dehors de ces circonstances, le sujet n'a jamais éprouvé de vertiges.

En plus de ces faits, nous avons observé deux autres cas où les phénomènes étaient produits chez un valet de chambre par les émanations de fosses d'aisances, et chez un jeune collégien par une poudre nasale au menthol, borate de soude et café torréfié ; mais nous n'en tiendrons aucun compte, car on pourrait nous objecter que les accidents amenés par les gaz méphitiques avaient une origine toxique, et que les effets de la poudre étaient attribuables à une action locale directe et mécanique sur la membrane pituitaire.

Cinq fois (obs. II, V, VI, IX, X) le vertige a pu être déterminé expérimentalement, en plaçant les malades sous l'influence du parfum répandu par du lilas, par de l'essence de pommes, par un bouquet de tubéreuses, mimosas, lis, jacinthes, par du *new mown hay*, par de la peau d'Espagne. Dans ces cinq cas, aucune hésitation n'est permise. Les sept autres sujets ne présentaient aucun trouble du côté des oreilles, des yeux, de l'estomac, des reins, des organes génitaux, et chez eux les vertiges se sont manifestement montrés, en dehors de toute autre condition génésique appréciable, sous la seule intervention des particules odorantes. Donc, au point de vue étiologique, le vertige olfactif mérite de prendre place dans les différentes classifications proposées par les nosologistes.

Quel est le mécanisme de production? Les impressions olfactives sont-elles transmises directement aux régions cérébelleuse et bulbaire par les racines de la première paire cranienne?

Bonnier reconnaît qu'à l'heure actuelle aucune donnée anatomique n'autorise pareille interprétation des faits, car nous ignorons absolument comment le nerf olfactif est mis en communication avec les parties dont la lésion ou l'irritation provoquent la désorientation subjective, et cependant Bonnier admet comme vraisemblables des rapports directs entre l'olfaction et ces centres nerveux.

Nous ne pouvons partager cette opinion. Nous croyons que l'exitation du nerf olfactif parvient au cervelet et au bulbe par l'intermédiaire du trijumeau; nous considérons, en un mot, le vertige olfactif comme une variété du vertige nasal. C'est, du reste, la doctrine que nous avons défendue dans les études que nous avons déjà consacrées aux accidents occasionnés par les odeurs.

Chez presque tous nos malades, nous avons en effet noté, en même temps que le vertige, des phénomènes vaso-moteurs de la pituitaire, éternuements, enchifrènement, écoulement séreux, et plusieurs fois nous avons vu le gonflement et l'injection de la muqueuse se produire sous nos yeux. La turgescence du tissu érectile nous paraît intimement liée au développement des troubles vertigineux consécutifs.

Les corps caverneux entrent en érection avec une grande facilité chez les sujets atteints de nervosisme et surtout chez les neuro-arthritiques; il suffit d'influences aussi légères que variées pour occasionner des réplétions sanguines de la muqueuse, et des névropathies réflexes, migraine, vertige, vomissements, asthme, syncope, éternuements spasmodiques, rhinorrhée, etc.

Les premiers observateurs avaient rattaché ces troubles à la présence de lésions nasales, catarrhe hypertrophique, polypes muqueux, éperons et déviations de la cloison, corps étrangers; puis il a fallu reconnaître que les phénomènes réflexes pouvaient survenir en dehors de toute altération apparente de la muqueuse. C'est la thèse que nous avons soutenue dans notre travail sur *le Rhume des foins,* où nous avons donné une statistique de 107 malades, sur lesquels 42 présentaient une pituitaire paraissant normale à l'examen rhinoscopique. Seule la constatation avec la sonde de points d'hyperesthésie indiquait l'hyperexcitabilité de la membrane nasale.

On dut également admettre que les rhinites vaso-motrices n'étaient pas toujours dues à des irritations directes et mécaniques sur la muqueuse : air chaud, poussières, gaz, contact d'un instrument métallique, cautérisations chimiques ou galvaniques; que ces rhinites pouvaient avoir pour point de départ un foyer excitant situé dans l'estomac, l'intestin, dans les organes génitaux et dans la zone des nerfs sensoriels, ceux surtout qui commandent à la vision et à l'olfaction. On se trouve alors en présence d'un double phénomène réflexe; celui qui émane du trijumeau n'est plus primitif, il est secondaire au réflexe, dû, par exemple, à l'impression d'un rayon lumineux ou d'une odeur sur les filets du nerf optique ou du nerf olfactif.

Il est maintenant aisé de comprendre dans le cas de vertige le mode d'action des parfums. Le nerf olfactif impressionne par voie réflexe les *nervi erigentes* du tissu caverneux qui sont fournis par le trijumeau et le grand sympathique; or, nous savons que la racine supérieure du trijumeau gagne le cervelet par le pédoncule supérieur, que la racine inférieure est bulbaire et passe au milieu de centres intéressés au mécanisme du vertige, tels que le noyau interne du nerf labyrinthique, l'olive supérieure, les fibres du corps restiforme, etc. Dans le voisinage se trouvent également les noyaux du glosso-pharyngien et du pneumogastrique; de là, la concomitance des nausées, vomissements, syncopes, cardialgies, aphonies, toux, asthme, qui sont aussi parfois sous la dépendance d'émanations odorantes.

Il ressort de la lecture de nos observations que les accidents sont occasionnés par les parfums les plus suaves, aussi bien que par les exhalaisons les plus désagréables. Nous avons vu le vertige produit par les senteurs de la rose, du lilas, de l'héliotrope, du jasmin, de la jacinthe, du mimosa; d'autres sujets incriminaient le musc, l'ambre gris, la civette, le patchouli, les extraits et bouquets composés par les parfumeurs. Tel individu sera affecté par l'une de ces odeurs et jouira parfois d'une complète immunité à l'endroit des autres. D'un autre côté, certaines personnes qui recherchent le parfum des fleurs et des préparations pour la toilette sont incommodées par les graisses, les huiles, la corne, le pétrole, l'asphalte en combustion, par l'éther, le salicylate de méthyle, l'essence de térébenthine, par l'odeur qui se dégage des tanneries et des malteries.

Il est bien difficile de fournir l'explication de ces particularités, de ces bizarreries; il faut se contenter de dire que tout cela résulte d'idiosyncrasies olfactives que l'on rencontre chez les gens à sensibilité excessive, à réaction réflexe accentuée, qui sont en général arthritiques et neurasthéniques.

Il nous reste à faire remarquer que la notion du vertige olfactif peut être appliquée avec profit à l'étude pathogénique du mal de mer, qui dans ses formes légères consiste simplement en un état vertigineux. Les nausées, les vomissements, la salivation, les sueurs froides, la cardialgie et la dépression nerveuse ne paraissent que dans les formes sérieuses.

On s'accorde généralement à reconnaître, et nous nous rangeons à cet avis, que, chez le plus grand nombre d'individus, la naupathie tient aux oscillations du navire, aux mouvements de tangage, de roulis, et à l'action produite sur la vue par les vagues et la mobilité des objets environnants. Mais nous estimons que, chez quelques sujets, il faut, dans le développement de l'ensemble symptomatique, accorder une part prépondérante à une irritation bulbaire d'origine olfactive.

A l'appui de cette opinion, nous pourrions citer plusieurs faits où l'emploi nasal de tampons imbibés d'une solution faible de cocaïne a donné de bons résultats. En plus, voici un cas assez probant. Il y a quelques années, nous visitions à Bordeaux la *Plata,* paquebot des Messageries maritimes, en compagnie d'un ami qui autrefois était très éprouvé en mer. On faisait la toilette du bâtiment, et les grues fonctionnaient pour le chargement des marchandises. Notre ami fut bientôt incommodé par le mélange d'odeurs qui se dégageaient du paquebot, il fut pris de malaise, vertige, nausées et douleur de tête. La veille, sans le moindre inconvénient, nous avions passé toute l'après-midi à pêcher l'alose et avions été assez secoués par la marée.

Dans les différentes monographies sur le mal de mer, il n'y a guère que De Rochas, Rey et Guillabert qui conviennent que les exhalaisons inhérentes au bateau aident à provoquer les nausées et les vomissements. Ce dernier auteur, dans sa thèse inaugurale (Paris, 1859), écrit : « Nous ne devons pas oublier comme causes occasionnelles l'odeur des matières goudronnées, de la graisse, de l'huile, les émanations qui viennent de l'intérieur du navire, en particulier de la cale, des cabines et du faux-pont, la chaleur qui s'échappe des machines, la fumée du charbon. Toutes ces circonstances tendent à ajouter leur influence à celle de la cause spéciale (miasme marin) de la maladie, en amenant des vomissements chez les personnes les plus susceptibles. » On le voit, il n'est pas question ici du vertige. — Nous espérons que, désormais, les faits seront mieux interprétés, et que la connaissance du vertige olfactif permettra de bien établir le rôle et de montrer le mode d'action des odeurs dans la production du vertige naupathique.

Bordeaux. — Impr. G. GOUNOUILHOU, rue Guiraude, 11.

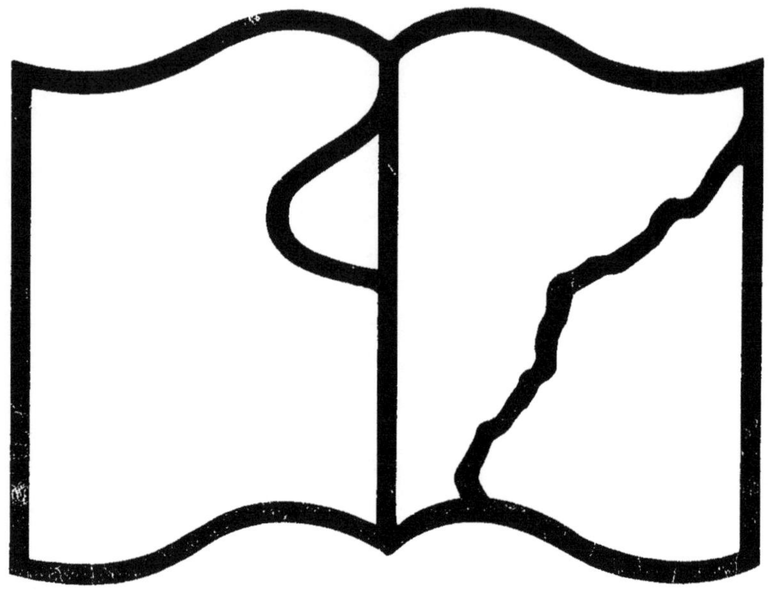

Texte détérioré — reliure défectueuse

NF Z 43-120-11

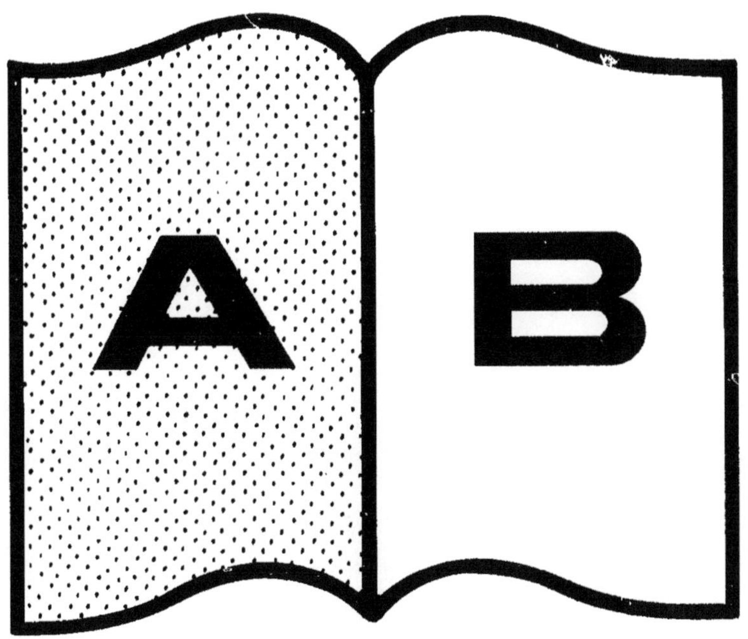

Contraste insuffisant

NF Z 43-120-14

www.ingramcontent.com/pod-product-compliance
Ingram Content Group UK Ltd.
Pitfield, Milton Keynes, MK11 3LW, UK
UKHW020551230726
13925UKWH00006B/2524

9 782013 585590